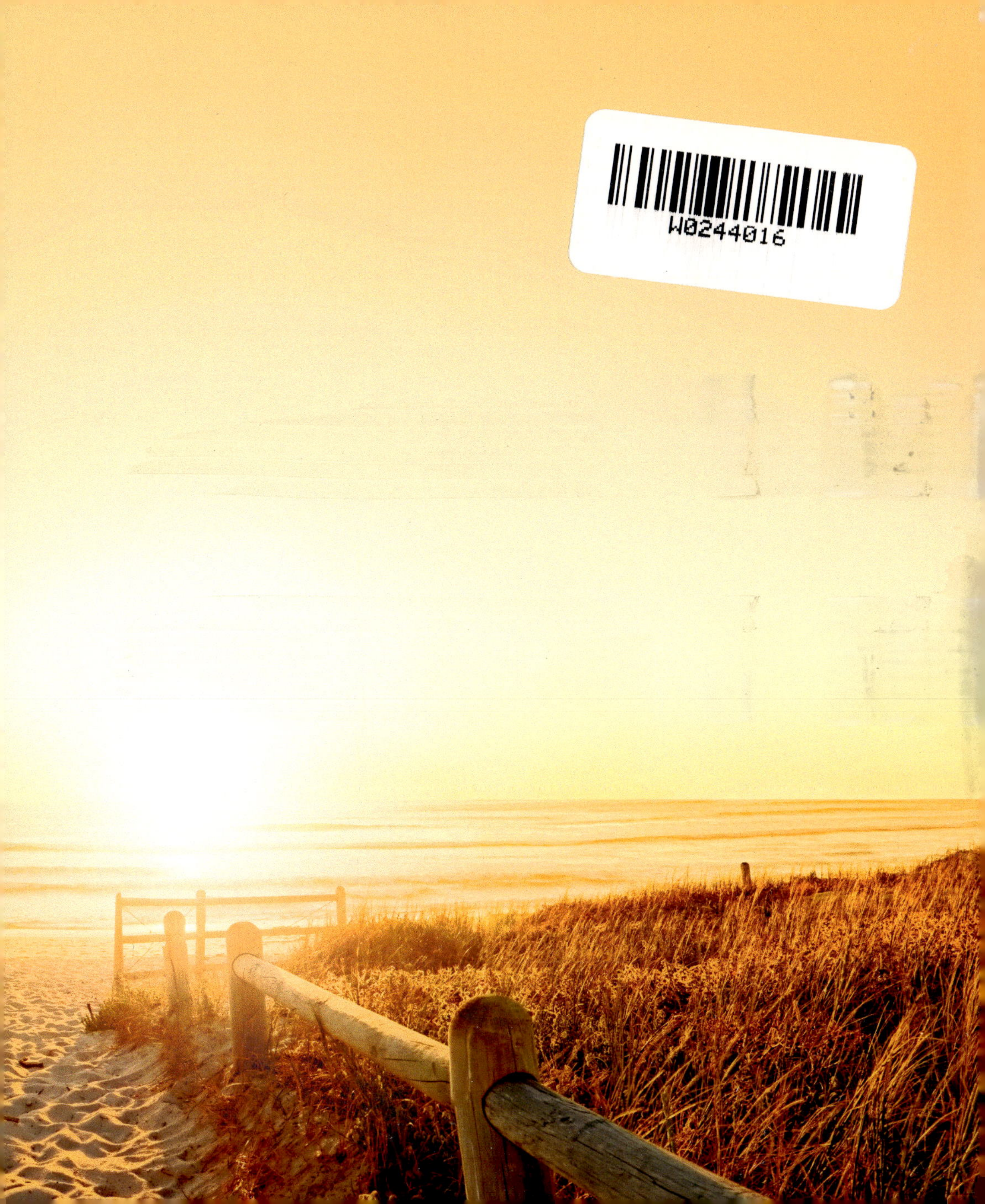

Nach dem Tode
geht ein Neues an,
über das alle Mächte der Todeswelt
keine Gewalt mehr haben.

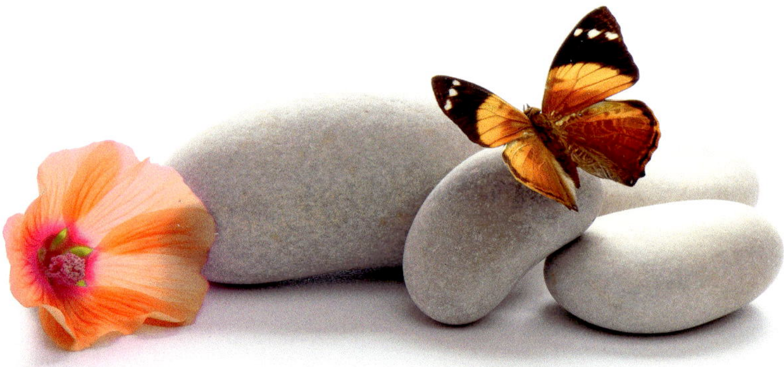

DIETRICH BONHOEFFER

Von guten Mächten treu und still umgeben

GEDANKEN VON TROST & ZUVERSICHT

benno

VON GUTEN MÄCHTEN

Von guten Mächten treu und still umgeben,
behütet und getröstet wunderbar, –
so will ich diese Tage mit euch leben
und mit euch gehen in ein neues Jahr;

noch will das alte unsre Herzen quälen,
noch drückt uns böser Tage schwere Last.
Ach, Herr, gib unsern aufgeschreckten Seelen
das Heil, für das Du uns geschaffen hast.

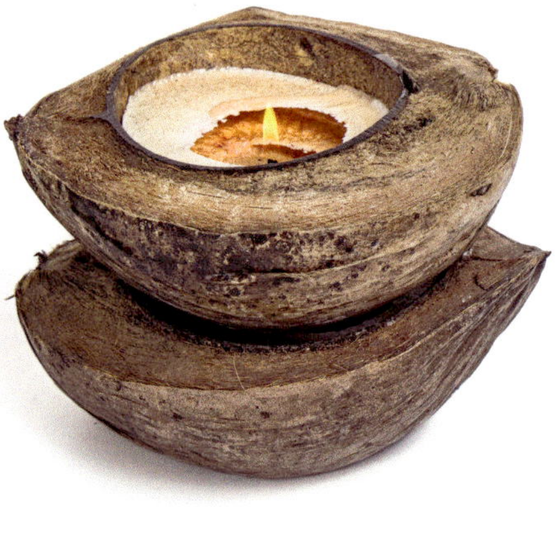

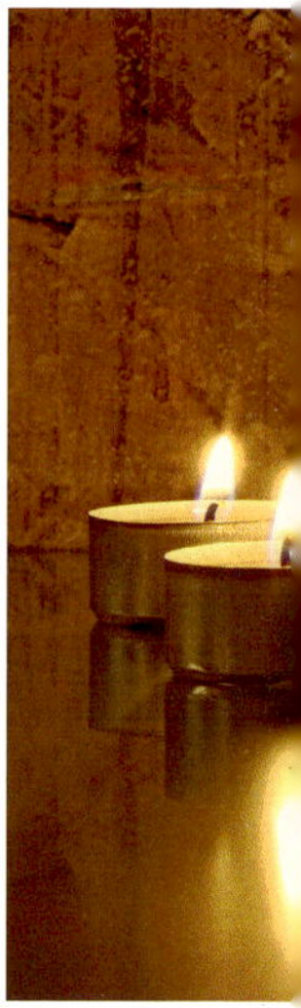

Und reichst Du uns den schweren Kelch, den bittern,
des Leids, gefüllt bis an den höchsten Rand,
so nehmen wir ihn dankbar ohne Zittern
aus Deiner guten und geliebten Hand.

Doch willst Du uns noch einmal Freude schenken
an dieser Welt und ihrer Sonne Glanz,
dann woll'n wir des Vergangenen gedenken,
und dann gehört Dir unser Leben ganz.

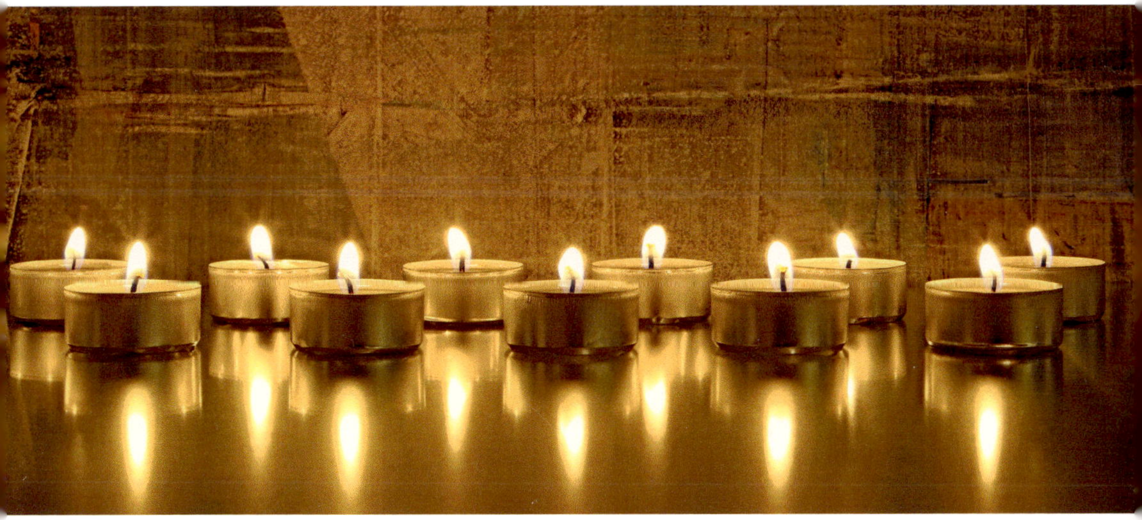

EIN KOSTBARES GESCHENK

Es gibt nichts, was uns die Abwesenheit eines uns lieben Menschen ersetzen kann, und man soll das auch gar nicht versuchen; man muss es einfach aushalten und durchhalten; das klingt zunächst sehr hart, aber es ist doch zugleich ein großer Trost; denn indem die Lücke wirklich unausgefüllt bleibt, bleibt man durch sie miteinander verbunden. Es ist verkehrt, wenn man sagt, Gott füllt die Lücke aus; er füllt sie gar nicht aus, sondern er hält sie vielmehr gerade unausgefüllt und hilft uns dadurch, unsere echte Gemeinschaft – wenn auch unter Schmerzen – zu bewahren. Ferner: je schöner und voller die Erinnerungen, desto schwerer die Trennung.
Aber die Dankbarkeit verwandelt die Qual der Erinnerung in eine stille Freude. Man trägt das vergangene Schöne nicht wie einen Stachel, sondern wie ein kostbares Geschenk in sich. Man muss sich hüten, in den Erinnerungen zu wühlen, sich ihnen auszuliefern, wie man auch ein kostbares Geschenk nicht immerfort betrachtet, sondern nur zu besonderen Stunden und es sonst nur wie einen verborgenen Schatz, dessen man sich gewiss ist, besitzt; dann geht eine dauernde Freude und Kraft von dem Vergangenen aus. ... Vom ersten Aufwachen bis zum Einschlafen müssen wir den anderen Menschen ganz und gar Gott befehlen und ihm überlassen, und aus unseren Sorgen um den andren Gebete für ihn werden lassen.

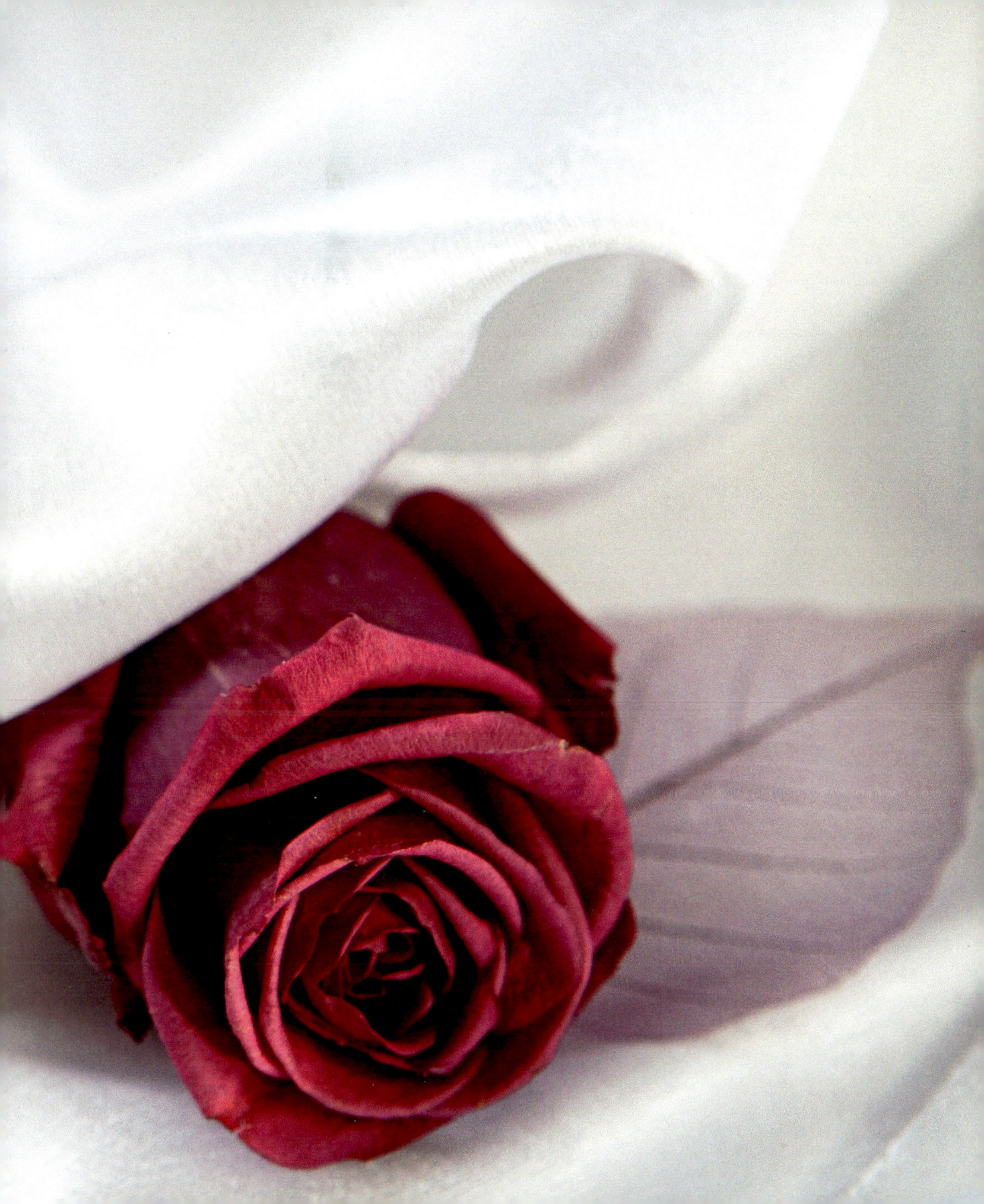

Die Augen nicht verschließen

Es gibt Menschen, die können zu keinem Begräbnis gehen – oder besser, sie wollen es nicht. Warum nicht? Weil sie der Erschütterung durch die unmittelbare Nähe eines Toten fürchten. Sie wollen diese Seite des menschlichen Lebens nicht sehen und meinen, dass sie dadurch, dass sie nicht hinsehen, die Dinge selbst aus der Welt schaffen. Es gibt sogar solche, die meinen, es sei besonders fromm, die schwarzen, dunklen Seiten des Lebens nicht zu sehen, sich vor den Katastrophen dieser Welt zu verschließen und im friedlichen Optimismus sein eigenes selbstbeschauliches frommes Leben zu führen.

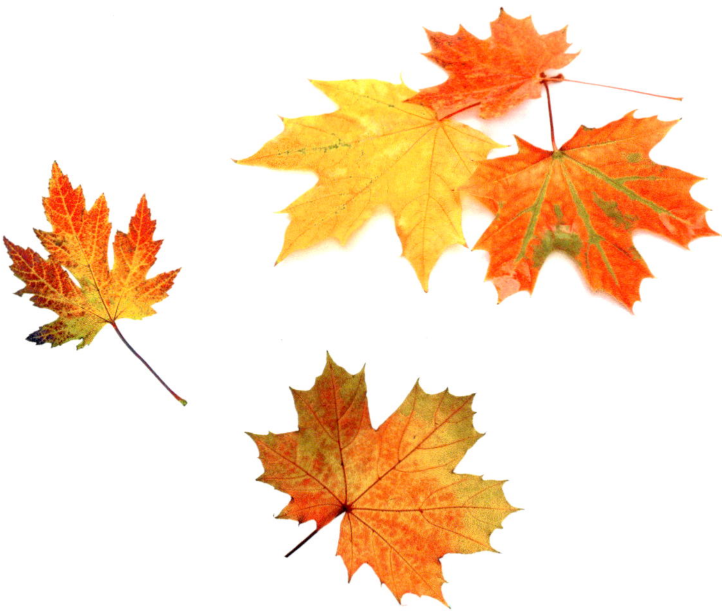

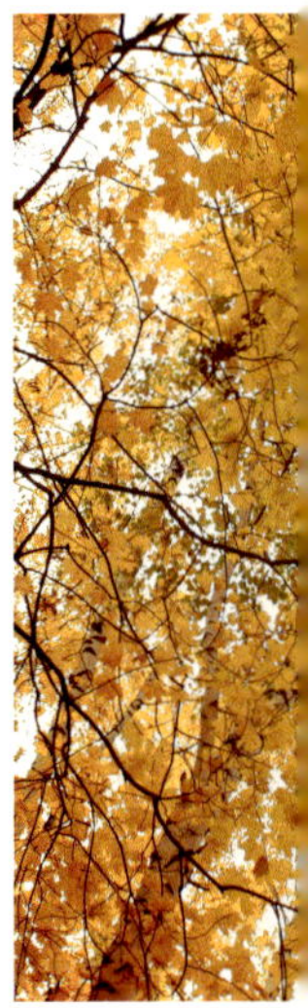

Aber es kann eben nie und nimmer gut sein, sich um die Wahrheit zu betrügen, denn wer sich um die Wahrheit seines eigenen Lebens betrügt, betrügt sich gewiss auch um die Wahrheit Gottes. Und es ist gewiss nie und nimmer mehr fromm, die Augen, die uns Gott gab, damit wir unseren Nächsten und seine Not sehen, dort zu schließen, wo sie Trauriges, Entsetzliches sehen müssen. Also das ist gewiss nie und nimmer der rechte Weg, die Dinge, die uns erschrecken und bedrücken, loszuwerden.

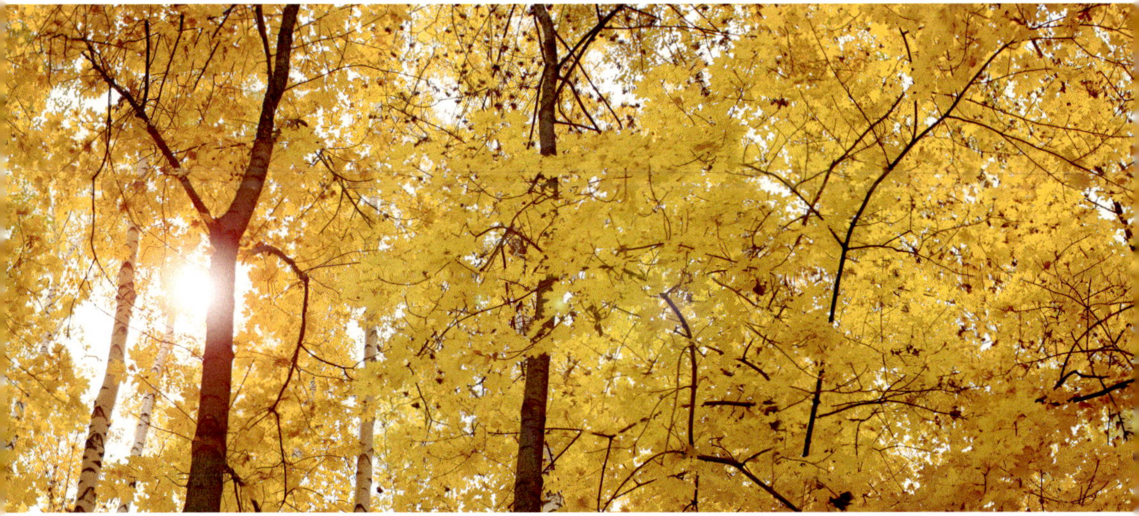

Die Liebe ist stark für die Ewigkeit

Die Liebe ist stark wie der Tod (Hoheslied 8,6b); denn sie ist aus Gott. Auch der Tod ist von Gott, er hat seine Gewalt nicht aus sich, sondern durch Gott, darum nur kann er der Liebe trotzen, darum aber muss er auch der Liebe unterliegen, weil er nur das Vorläufige ist, vor dem Letzten, weil Gott nicht der Tod, sondern die Liebe ist.
Der Tod ist stark über die Welt; er reißt Wunden, die nie mehr ganz heilen, er vermag das Gewaltigste, was es gibt, denn er vermag liebende Herzen zu trennen, er vermag zu siegen über die Liebe in dieser Welt. Aber

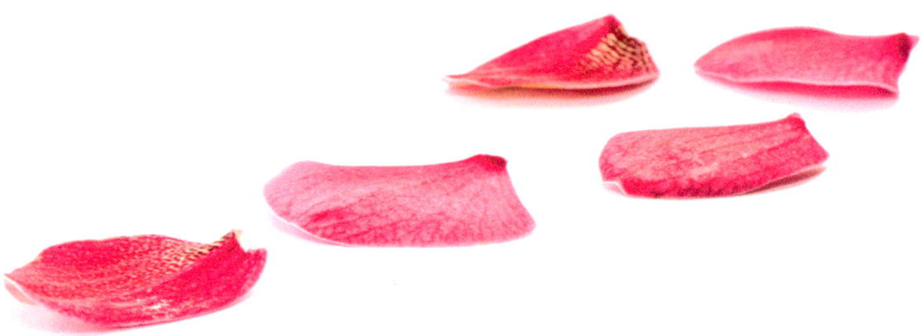

die Liebe ist stark wie der Tod. Der Tod ist stark über die Welt, die Liebe aber ist stark für die Ewigkeit. … Gott schuf die Menschen ineinander von Ewigkeit her. Freund und Freund, Gatten und Gatten, er schuf sie, dass der eine seine Seele durch den anderen fände und läutere, dass sie nicht mehr zwei, sondern ein Leben lebten aus der Liebe.

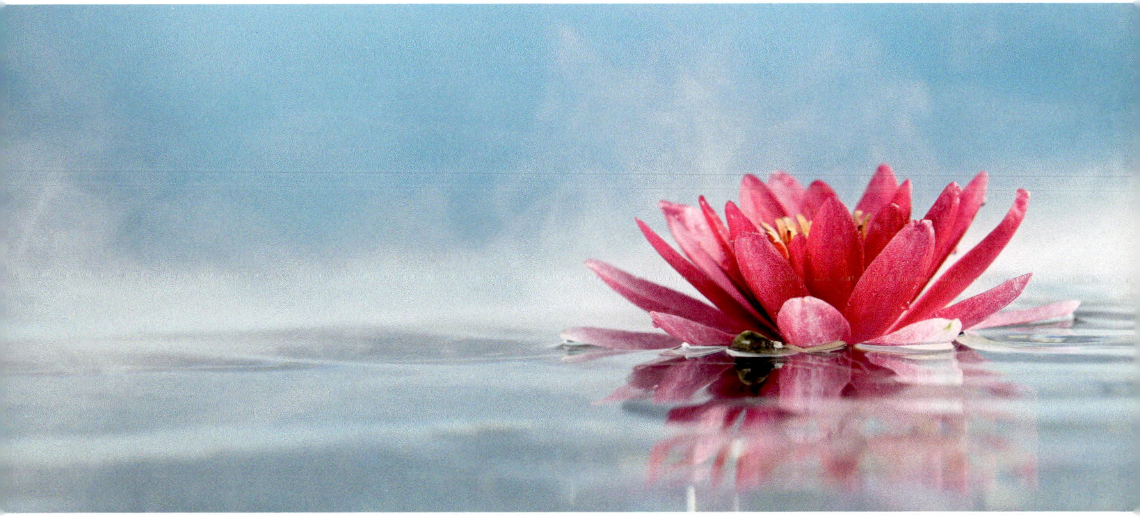

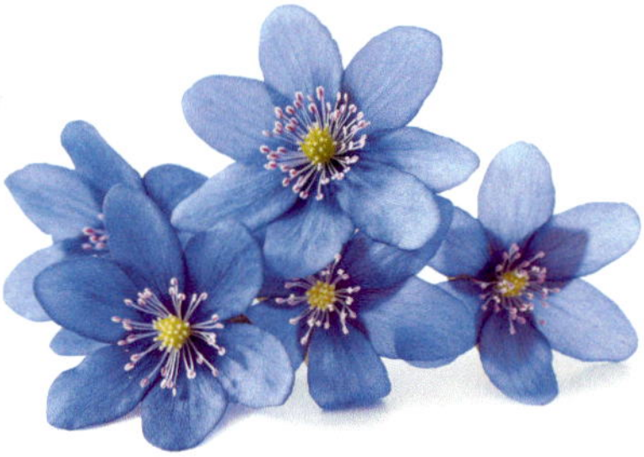

Gott tröstet

Heilen, leiten, trösten (Jesaja 57,18) – das ist Gottes Tun. Gott sieht unsere Wege an; es ist Gnade, wenn er das tut; er kann uns auch unsrer Wege gehen lassen, ohne sie anzusehen. Aber er hat sie angesehen – und er sah uns verwundet, verirrt, verängstigt. Nun ist er dabei uns zu heilen. ... Gott leitet uns durch Glück und Unglück immer nur zu Gott. Daran erkennen wir Gottes Wege. Gott will uns trösten. Gott trös-

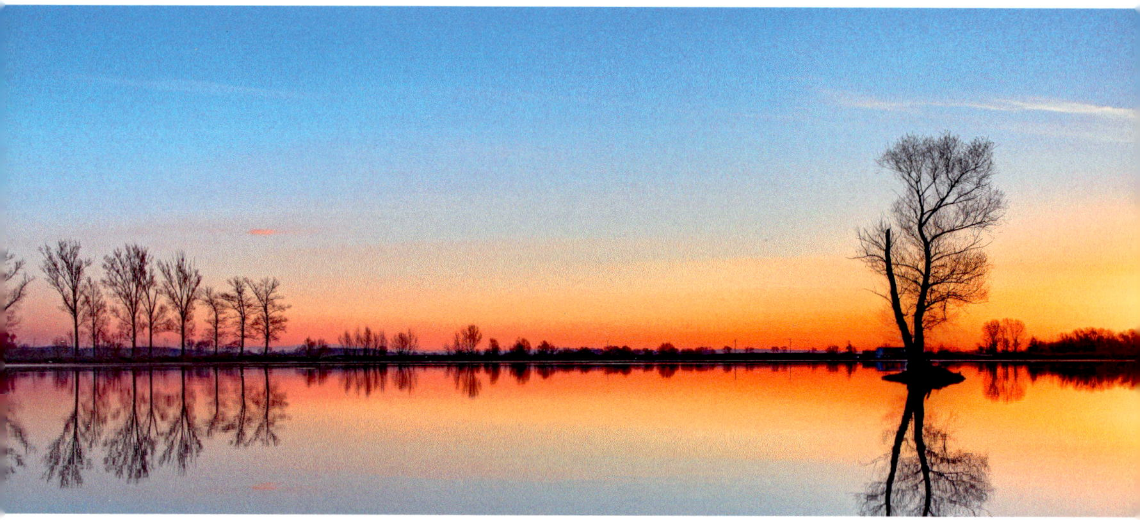

tet nur, wenn Grund genug dafür vorhanden ist, wenn Menschen nicht ein noch aus wissen, wenn die Sinnlosigkeit des Lebens sie ängstigt. Die Welt, wie sie in Wirklichkeit ist, macht uns immer Angst. Aber wer getröstet wird, sieht und hat mehr als die Welt, er hat das Leben mit Gott. Nichts ist zerstört, verloren, sinnlos, wenn Gott tröstet. ...
Wie heilt, wie leitet, wie tröstet Gott? Allein dadurch, dass er eine Stimme in uns gibt, die sagt, betet, ruft, schreit: „Lieber Vater" (Galater 4,6)!

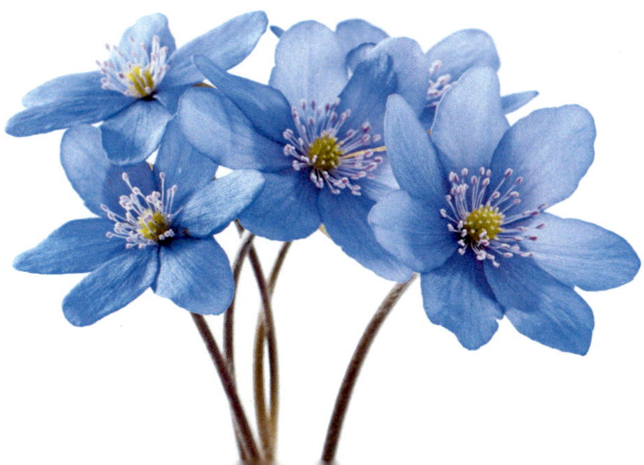

Freude, die uns keiner rauben soll

Nicht nur den Heimberufenen, sondern auch uns Lebenden gehört die Freude, die uns keiner rauben soll. In dieser Freude sind wir mit ihnen eins, niemals aber in der Traurigkeit. Wie sollen wir den freudlos und mutlos Gewordenen helfen können, wenn wir nicht selbst von Mut und Freude getragen sind? Nichts Gemachtes, Erzwungenes, sondern etwas Geschenktes, Freies ist da gemeint. Bei Gott wohnt die Freude, und von ihm kommt sie herab und ergreift Geist, Seele und Leib, und wo diese Freude einen Menschen gefasst

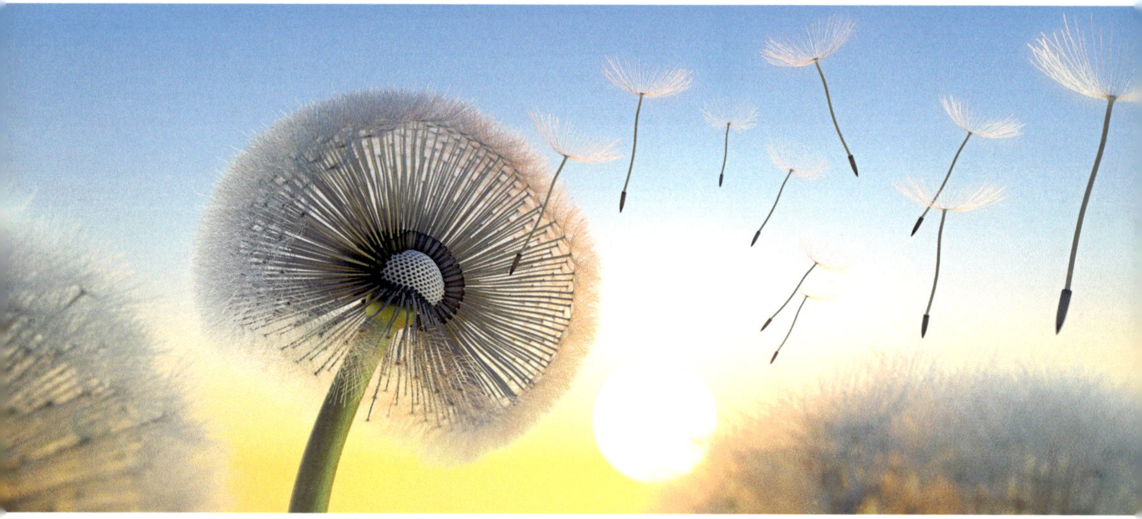

hat, dort greift sie um sich, dort reißt sie mit, dort sprengt sie verschlossene Türen. Es gibt eine Freude, die von Schmerz, Not und Angst des Herzens gar nichts weiß; sie hat keinen Bestand, sie kann nur für Augenblicke betäuben. Die Freude Gottes ist durch die Armut der Krippe und die Not des Kreuzes gegangen; darum ist sie unüberwindlich, unwiderleglich.

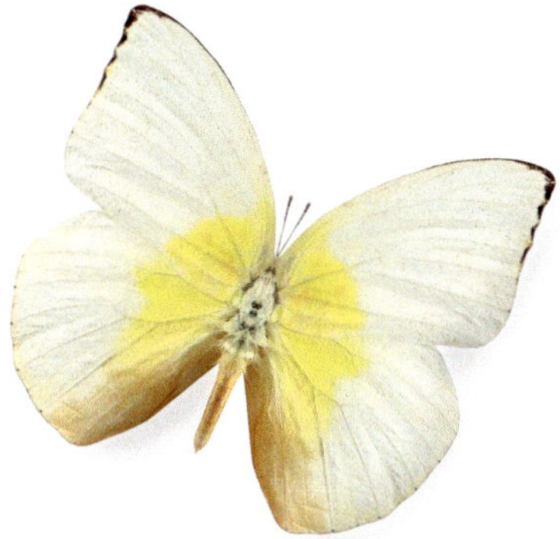

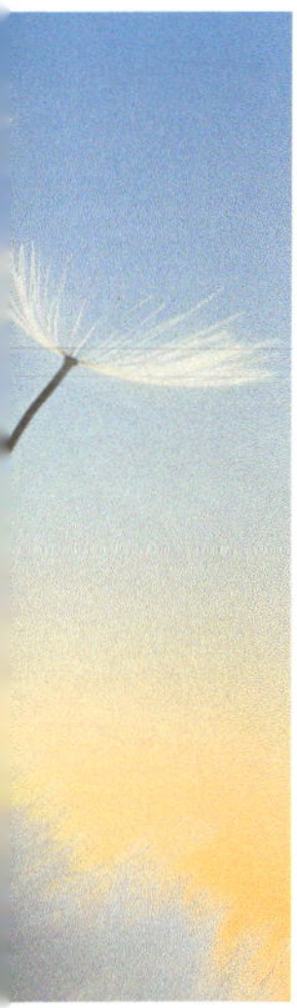

Jenseits der Grenze

„Herr, lehre uns bedenken, dass wir sterben müssen, auf dass wir klug werden." Auch solches sinnerfüllte, bewusste Leben steht unter dem Todesgesetz, das auf allem Menschlichen lastet. Auch wir müssen einmal gehen, mit all unseren Idealen, Zielen und unserer Arbeit. Klug werden, das heißt von seiner Grenze, von seinem Ende wissen, aber viel mehr noch von dem Jenseits dieser Grenze wissen, von dem Gott, der ist von Ewigkeit zu Ewigkeit, in dessen Hände wir fallen, ob wir wollen oder nicht, in dessen Händen [wir] aufgehoben [sind] in Ewigkeit.

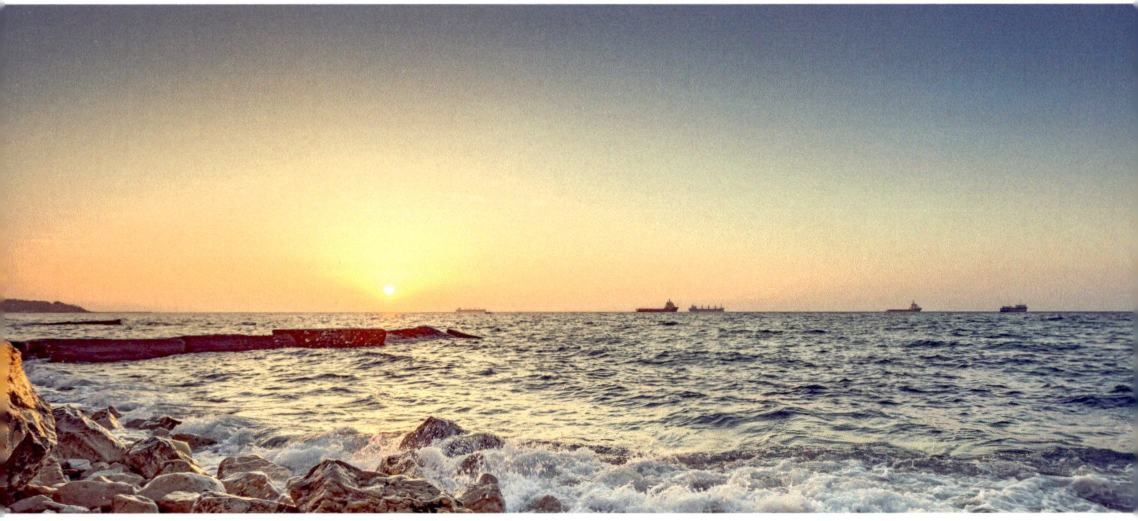

Den Tod verwandeln

Der Tod ist die Hölle und die Nacht und die Kälte, wenn ihn unser Glaube nicht verwandelt. Aber das ist ja das Wunderbare, dass wir den Tod verwandeln können. Wenn ihn unser Glaube an Gott berührt, da wird aus dem wilden Knochenmann, der uns Angst macht, der Freund, der Bote Gottes, da wird aus dem Tod Christus selbst. Ja, das sind sehr verborgene Dinge. Aber wir dürfen sie wissen. Und unser Leben hängt daran. Die Glaubenden werden Frieden haben, und der Tod wird sie nicht schrecken, er kann sie nicht mehr anrühren, denn sie sind in der Hand Gottes, und keine Qual rührt sie an.

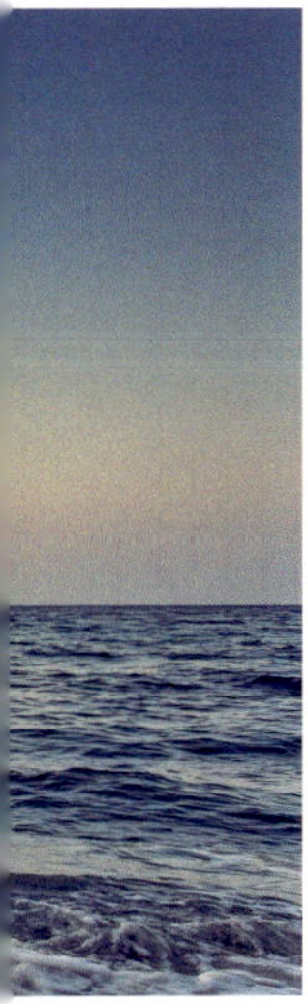

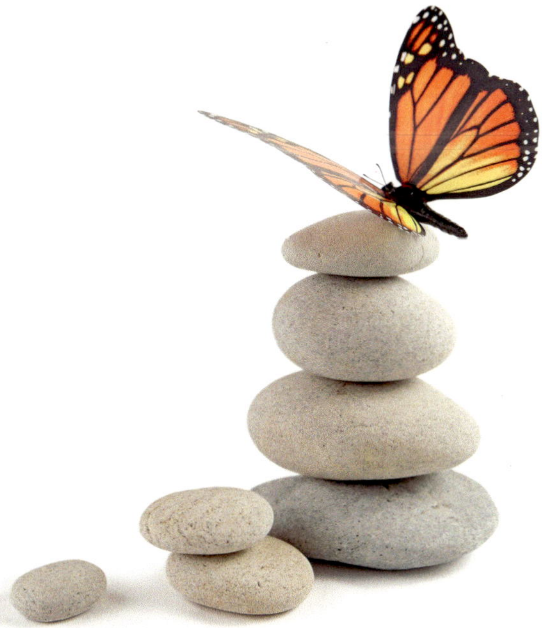

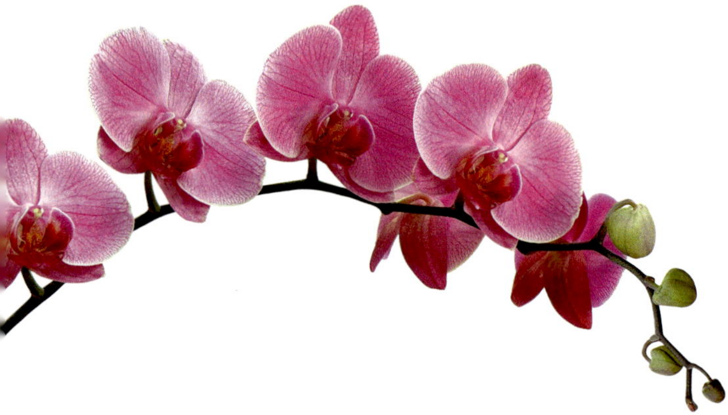

Der feste Boden

Wir müssen uns immer wieder sehr lange und sehr ruhig in das Leben, Sprechen, Handeln, Leiden und Sterben Jesu versenken, um zu erkennen, was Gott verheißt und was er erfüllt. Gewiss ist, dass wir immer in der Nähe und unter der Gegenwart Gottes leben dürfen und dass dieses Leben für uns ein ganz neues Leben ist; dass es für uns nichts Unmögliches mehr gibt, weil es für Gott nichts Unmögliches gibt; dass keine irdische Macht uns anrühren kann ohne Gottes Willen, und dass Gefahr und Not uns nur näher zu Gott treibt; gewiss ist, dass wir nichts zu beanspruchen haben und doch alles erbitten dürfen; gewiss ist,

dass im Leiden unsere Freude, im Sterben unser Leben verborgen ist; gewiss ist, dass wir in dem allen in einer Gemeinschaft stehen, die uns trägt. Zu all dem hat Gott in Jesus Ja und Amen gesagt (2 Korinther 1,20). Dieses Ja und Amen ist der feste Boden, auf dem wir stehen ...

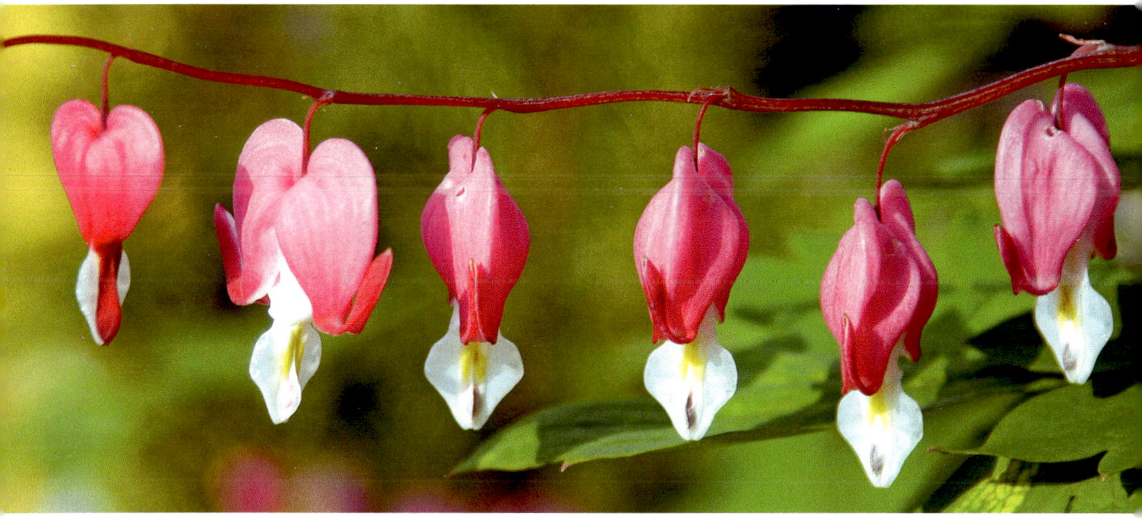

Gott will die Überwindung des Todes

Wir können angesichts des Todes nicht in fatalistischer Weise sprechen: „Gott will es“, wir müssen das andere hinzusetzen: „Gott will es nicht.“ Der Tod zeigt an, dass die Welt nicht so ist, wie sie sein sollte, sondern dass sie der Erlösung bedarf. Christus allein ist die Überwindung des Todes. Hier kommt das „Gott will es“ und „Gott will es nicht“ zur schärfsten Zuspitzung und zum Austrag. Gott willigt ein in das, was Gott nicht will, und von nun an muss der Tod dennoch Gott dienen. Von nun an umfasst das „Gott will es“ auch das „Gott will es nicht“ durch den Tod Jesu Christi. Allein in Kreuz und Auferstehung Jesu Christi ist der Tod in

Gottes Gewalt gekommen, muss er den Zielen Gottes dienen. Nicht eine fatalistische Ergebung, sondern der lebendige Glaube an den für uns gestorbenen und auferstandenen Jesus Christus vermag ernstlich mit dem Tode fertig zu werden.

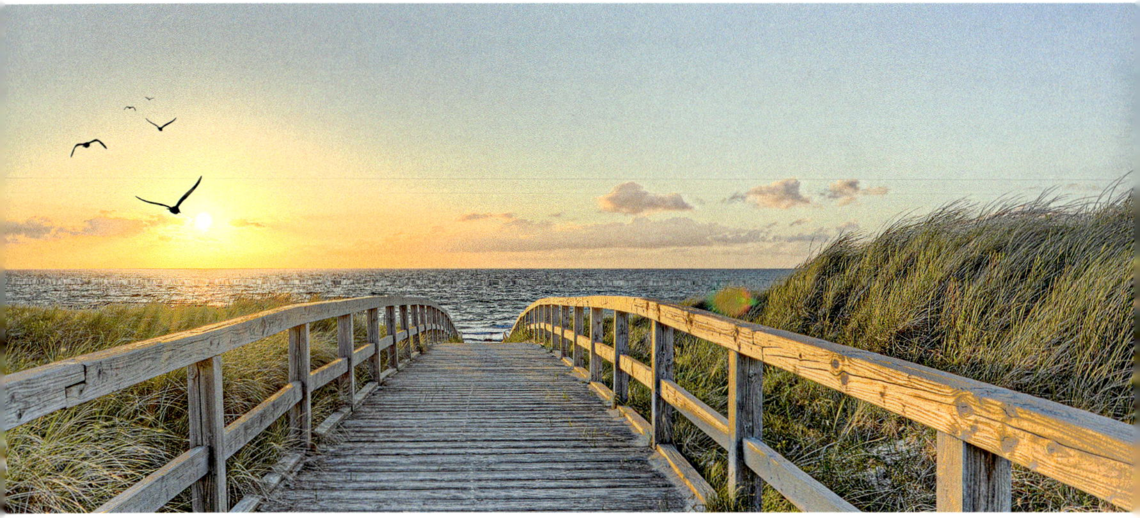

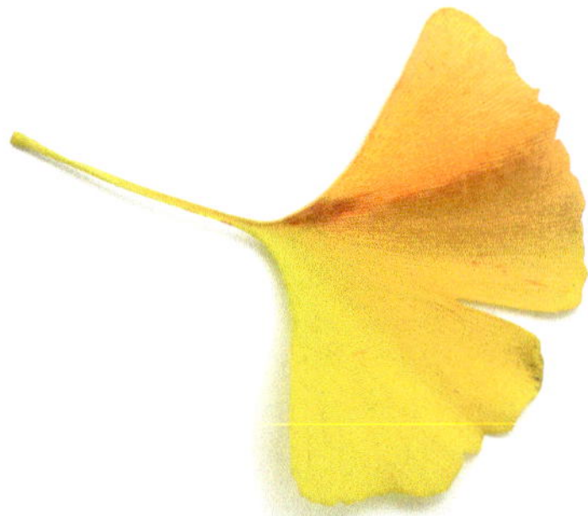

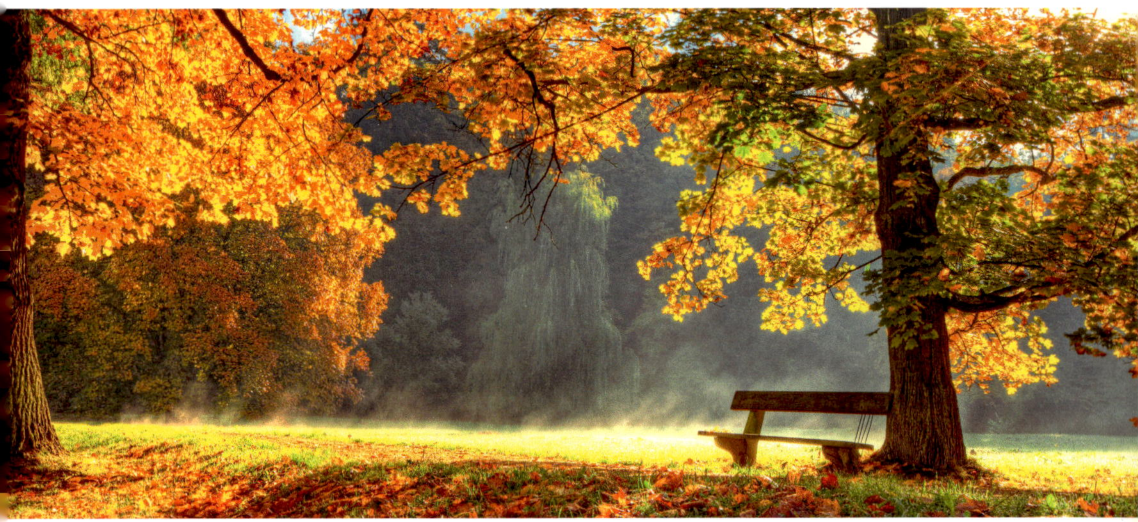

Die Spiegelschrift Gottes

„Wir sehen jetzt durch einen Spiegel …“ Gottes Gedanken sind in der Welt nur wie im Spiegel aufgefangen. Wir sehen sie nur in der Spiegelschrift. Und die Spiegelschrift Gottes ist schwer zu lesen. Sie heißt ja wohl, dass Großes klein und Kleines groß, Rechtes verkehrt und Verkehrtes recht ist, dass Hoffnungsloses Verheißung und Hoffnungsvolles das Gericht erwartet, sie heißt ja wohl, dass Kreuz Sieg und Tod Leben bedeutet. Wir lesen die Spiegelschrift Gottes in Jesus Christus, in seinem Leben und Reden und Sterben.

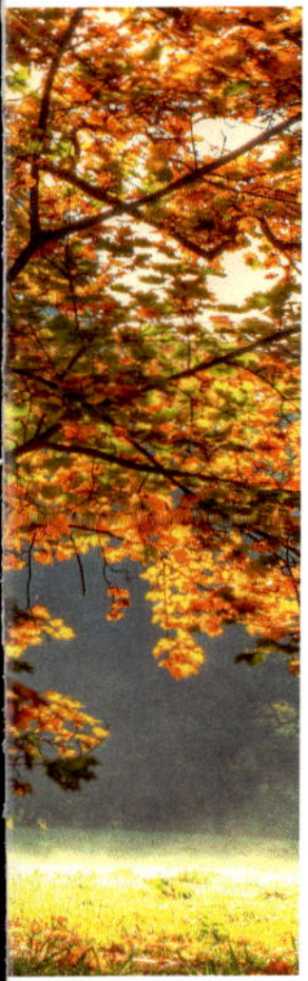

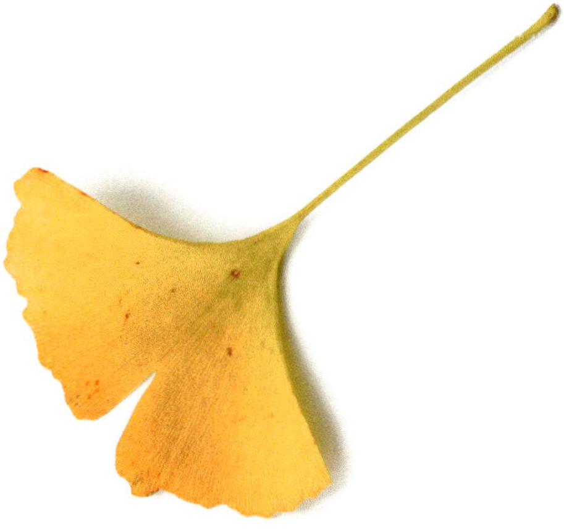

Tod und Leben

Das ist das Unheimliche, dass, wo vom lebendigen Gott die Rede ist, immer dies Sterben dazwischen steht. ... Tod und Leben so auf einer Linie, und zwar auf der Todeslinie zu sehen, das vermöchte man nur, wenn man mit Gottes eigenen Augen zu schauen vermöchte. Denn für uns Menschen sind die Unterschiede zwischen Tod und Leben ungeheuer groß – für Gott fallen sie in eins zusammen. Für Gott ist der Mensch nicht mehr und nicht weniger, nicht ferner und nicht näher, ob er lebt oder stirbt.

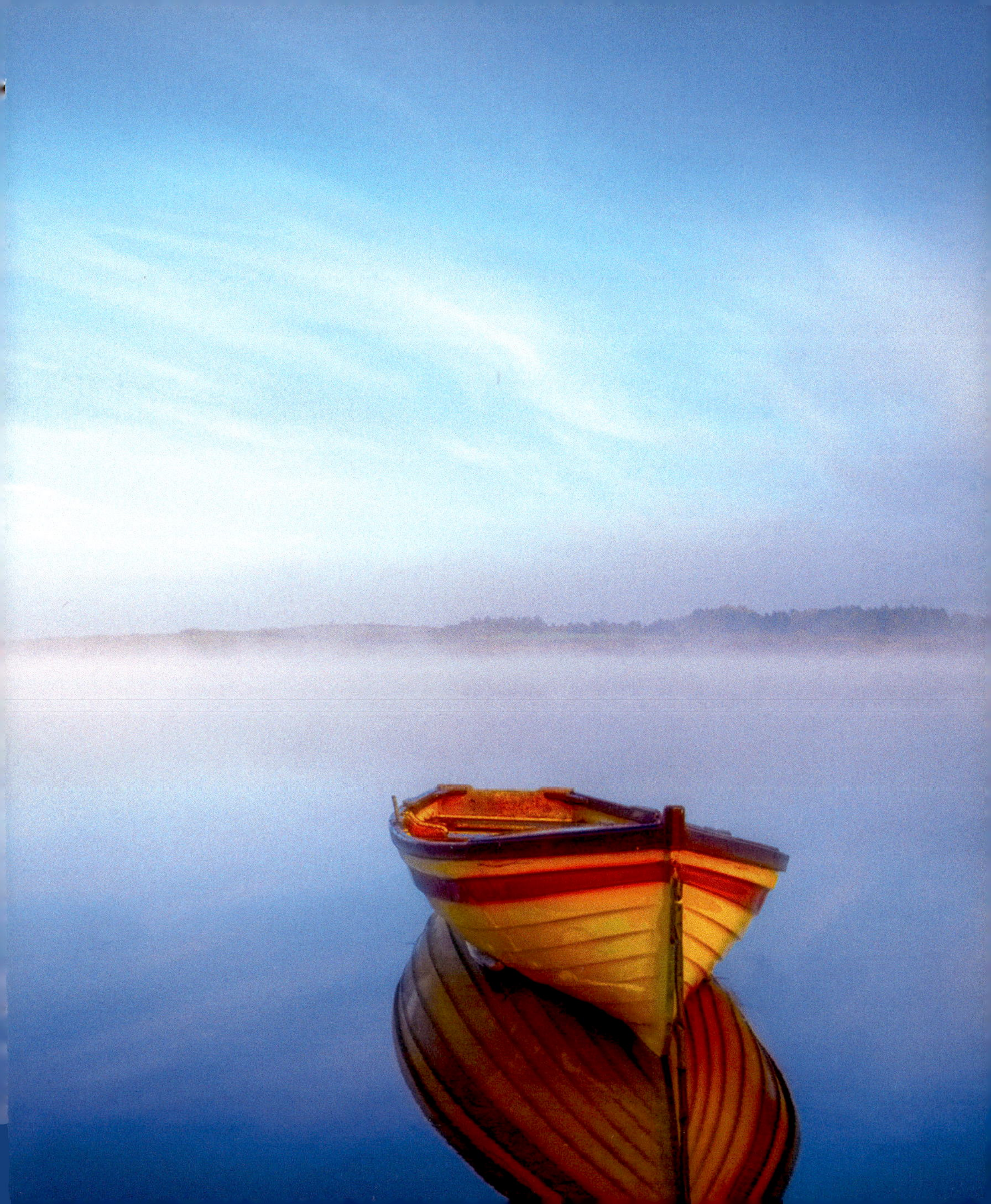

GOTT, ZU DIR RUFE ICH

Gott, zu dir rufe ich am frühen Morgen,
hilf mir beten und meine Gedanken sammeln;
ich kann es nicht allein.
In mir ist es finster, aber bei dir ist Licht,
ich bin einsam, aber du verlässt mich nicht,
ich bin kleinmütig, aber bei dir ist Hilfe,
ich bin unruhig, aber bei dir ist Frieden,
in mir ist Bitterkeit, aber bei dir ist Geduld,
ich verstehe deine Wege nicht,
aber du weißt den rechten Weg für mich.

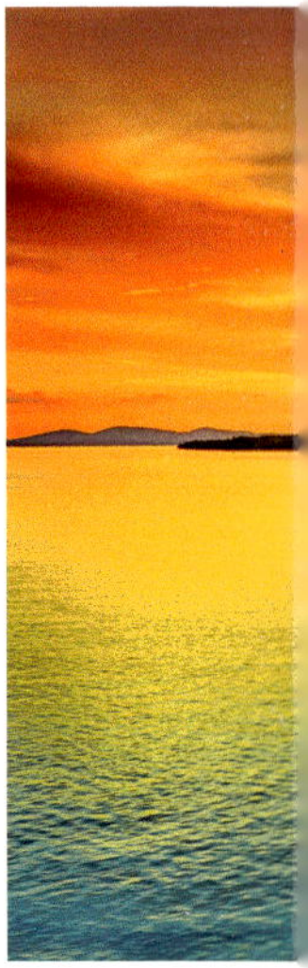

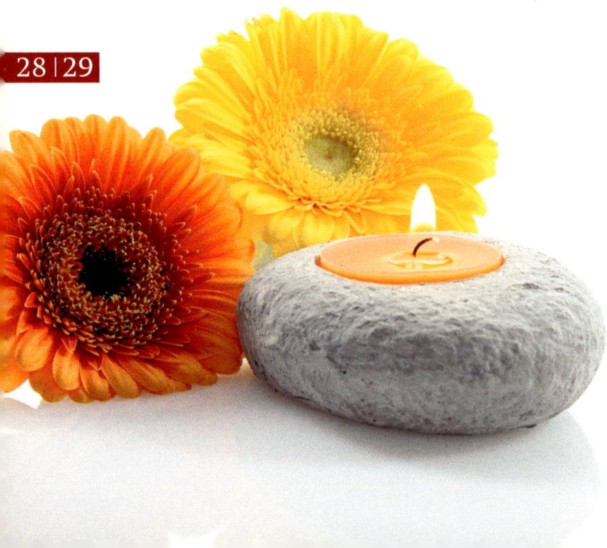

Vater im Himmel,
Lob und Dank sei dir für die Ruhe der Nacht,
Lob und Dank sei dir für den neuen Tag,
Lob und Dank sei dir für alle deine Güte und Treue
in meinem vergangenen Leben.
Du hast mir viel Gutes erwiesen,
lass mich nun auch das Schwere aus deiner Hand hinnehmen.
Du wirst mir nicht mehr auferlegen, als ich tragen kann.
Du lässt deinen Kindern alle Dinge zum besten dienen.

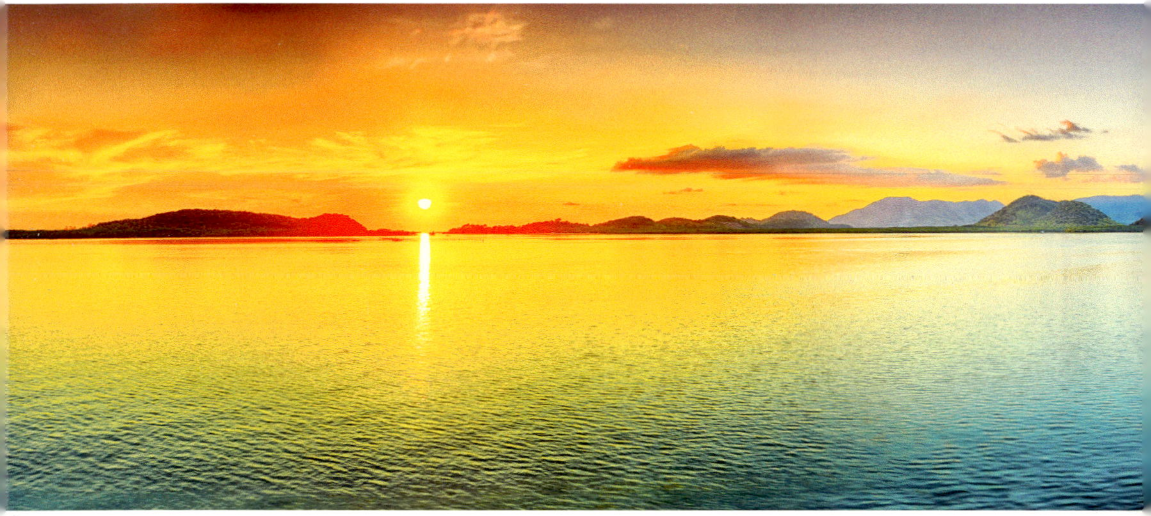

Bibliografische Information der Deutschen Nationalbibliothek
Die Deutsche Nationalbibliothek verzeichnet diese Publikation in der Deutschen Nationalbibliografie; detaillierte bibliografische Daten sind im Internet über http://dnb.d-nb.de abrufbar.

Quellen

Texte
Seite 1: Ökumene, Universität, Pfarramt 1931–1932, DBW Band 11, Seite 424
Seite 4: Ökumene, Universität, Pfarramt 1931–1932, DBW Band 11, Seite 433
Seite 6/7: Widerstand und Ergebung, DBW Band 8, Seite 607f
Seite 8/9: Widerstand und Ergebung, DBW Band 8, Seite 255f
Seite 10/11: London 1933–1935, DBW Band 13, Seite 367
Seite 12/13: Barcelona, Berlin, Amerika 1928–1931, DBW Band 10, Seite 524
Seite 14/15: Konspiration und Haft 1940–1945, DBW Band 16, Seite 651f
Seite 16/17: Konspiration und Haft 1940–1945, DBW Band 16, Seite 373
Seite 18/19: Predigt zu Psalm 90 (Trauerfeier für Julie Bonhoeffer), Berlin, 15.1.1936; London 1933–1935, DBW Band 13, Seite 330
Seite 20/21: Widerstand und Ergebung, DBW Band 8, Seite 572f
Seite 22/23: Konspiration und Haft 1940–1945, DBW Band 16, Seite 194
Seite 24/25: London 1933–1935, DBW Band 13, Seite 397
Seite 26/27: Ökumene, Universität, Pfarramt 1931–1932, DBW Band 11, Seite 448f
Seite 28/29: Widerstand und Ergebung, DBW Band 8, Seite 204f
Seite 31: Barcelona, Berlin, Amerika 1928–1931, DBW Band 10, Seite 501f

Fotos
Titel: © yo camon/Fotolia.de, Seite 2/3: © Daxiao Productions/Shutterstock.com, Seite 4: © manipulateur/Fotolia.de, Seite 6: © angel_fff/Fotolia.de, Seite 7: © Bernd S./Fotolia.de, Seite 8/9: © auryndrikson/Fotolia.de, Seite 10: © Ian 2010/Fotolia.de, © doris oberfrank-list/Fotolia.de, © Jana Behr/Fotolia.de, Seite 11: © rustamank/Fotolia.de, Seite 12: © rawlik/Fotolia.de, Seite 13: © lily/Fotolia.de, Seite 14: © TTstudio/Fotolia.de, © multik79/Fotolia.de, Seite 15: © multik79/Fotolia.de, Seite 16: © psdesign1/Fotolia.de, Seite 17: © Aleksandr Kurgano/Fotolia.de, Seite 18: © ValentinValkov/Fotolia.de, Seite 19: © Olga Lyubkin/Fotolia.de, Seite 20: © Marty Kropp/Fotolia.de, Seite 21: © BildPix-de/Fotolia.de, Seite 22: © Alexander Potapov/Fotolia.de, Seite 23: © Marco2811/Fotolia.de, © Alexander Potapov/Fotolia.de, Seite 24: © Jag_cz/Fotolia.de, © djama/Fotolia.de, Seite 25: © djama/Fotolia.de, Seite 26/27: © Wesley Cowpar/Shutterstock.com, Seite 28: © Micha/Fotolia.de, Seite 29: © Olga Khoroshunova/Fotolia.de, Seite 31: © Hallgerd/Shutterstock.com

Besuchen Sie uns im Internet:
www.st-benno.de

ISBN 978-3-7462-5888-1

Umschlag und Gestaltung: Ulrike Vetter, Leipzig
Gesamtherstellung: Arnold & Domnick, Leipzig (C)